漫话疫苗
流感病毒疫苗

邵忆楠　余文周　编

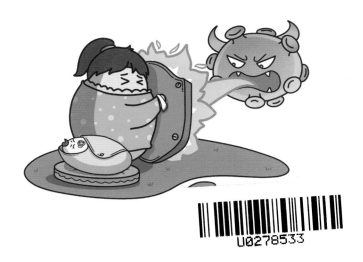

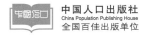

中国人口出版社
China Population Publishing House
全国百佳出版单位

图书在版编目（CIP）数据

漫话疫苗：流感病毒疫苗 / 邵忆楠，余文周编 . -- 北京：中国人口出版社，2021.4（2023.9 重印）
ISBN 978-7-5101-7825-2

Ⅰ . ①漫… Ⅱ . ①邵… Ⅲ . ①流行性感冒－疫苗－预防接种－问题解答Ⅳ . ① R511.701-44

中国版本图书馆 CIP 数据核字 (2021) 第 035604 号

漫话疫苗：流感病毒疫苗
MANHUA YIMIAO：LIUGAN BINGDU YIMIAO
邵忆楠　余文周　编

责 任 编 辑	刘继娟　马伊静
责 任 印 刷	林　鑫　任伟英
出 版 发 行	中国人口出版社
印　　　刷	小森印刷（北京）有限公司
开　　　本	889 毫米 ×1194 毫米　1/32
印　　　张	3.125
字　　　数	40 千字
版　　　次	2021 年 4 月第 1 版
印　　　次	2023 年 9 月第 4 次印刷
书　　　号	ISBN 978-7-5101-7825-2
定　　　价	19.80 元

电 子 信 箱	rkcbs@126.com
总编室电话	(010)83519392
发行部电话	(010)83510481
传　　　真	(010)83538190
地　　　址	北京市西城区广安门南街 80 号
邮　　　编	100054

序 言

　　新冠肺炎疫情让疫苗再次成为全社会关注的焦点，原因很简单，人们将战胜新冠病毒、让生活尽早重回正轨的期望寄托在疫苗身上。让人欣喜的是，不到一年时间，我国自主研发的新冠病毒灭活疫苗、腺病毒载体疫苗、重组蛋白疫苗已陆续附条件上市或获批紧急使用，从实验室走进了接种室。就在今天，2021 年 3 月 14 日，北京市宣布，该市已累计接种新冠疫苗 1000 万剂次，且多区启动 60 岁以上人群的疫苗接种工作，距离在北京市人群中形成群体免疫屏障的目标越来越近。

　　作为一名公共卫生记者，我深知，疫苗曾给我国传染病防控立下显赫战功：以 1～4 岁儿童为例，由于乙肝疫苗（被称为人生第一针）接种的推广，我国乙肝表面抗原阳性率从 1992 年的 9.67%下降到 2006 年的 0.96%，2014 年继续下降到 0.32%。这意味着我国感染乙肝病毒的儿童减少了近 8000 万人，儿童乙肝病毒表面抗原携带者减少了 1900 万人，成功遏制住了增量，为我国摘掉乙肝大国的帽子打下了坚实基础。

　　但另一方面，近些年关于疫苗的负面新闻也让公众对之抱有疑虑，进一步加剧了"疫苗犹豫"。世界卫生组织将"疫苗犹豫"定义为"在可获得疫苗接种的情况下，迟迟不愿或拒绝接种疫苗"，并将其列为 2019 年全球十大健康威胁之一，认为其"有可能逆转在疫苗可预防疾病方面取得的进展"。我国预防接种工作也曾受信息疫情的危害，比如，前些年发生的"乙肝疫苗事件"等，就曾带来严重的不良舆情，导致儿童家长产生疫苗接种犹豫，社会对疫苗的信任度普遍降低，儿童乙肝疫苗接种率一度下降近 30%，造成部分儿童暴露在感染乙肝病毒的风险中。

那么，该如何破解"疫苗犹豫"呢？我认为，社会问题的"解药"也一定来自全社会的共同努力。仅从新闻传播角度看，就要占领信息传播的主渠道，不给那些不实甚至歪曲的信息以可乘之机，同时，要为公众提供准确权威的科普知识，提高公众健康素养，减少其被错误信息误导的"易感性"。

这套"漫话疫苗"丛书由卫生健康领域的权威媒介力推，涵盖了丰富的科学疫苗知识。有了准确权威的知识，接下来需要做的，就是将这些权威信息通过主流渠道传播出去，让普罗大众从中汲取养分。同时，也希望这套书能抛砖引玉，让更多的免疫规划工作者投身科普工作，帮助全民正确识别有关疫苗的虚假、错误信息，树立科学的预防接种观念。

《健康报》资深记者 张磊

2021 年 3 月 14 日于北京

目 录

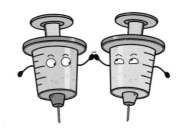

传说中的绞肉机

病毒篇

疾病篇

疫苗篇

常见问题

注意事项

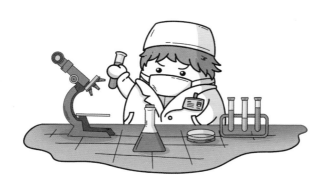

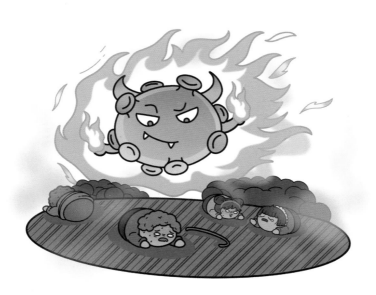

传说中的绞肉机

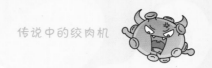

如果提到"瘟疫"这个词，你第一个想到的是哪种疾病？有人说是天花，有人说是鼠疫，还有人说是霍乱。

但有这么一种疾病，不仅每年都会出现季节性高发，而且从古至今还造成了多次波及全球的大流行。

其中最严重的一次让全世界受到了严重的健康威胁，就连当时的西班牙国王被传染后都出现了严重症状，甚至这次疫情还因此得名——西班牙流感（1918 年流感大流行）。

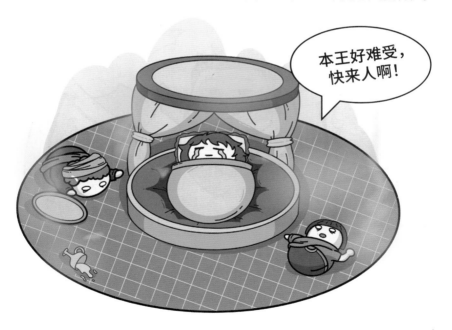

本王好难受，快来人啊！

曾经有人统计过一个数据：在历史的长河中将各种严重传染病暴发所造成的死亡人数进行排序，"西班牙流感"高居第三位，仅次于天花和麻疹。

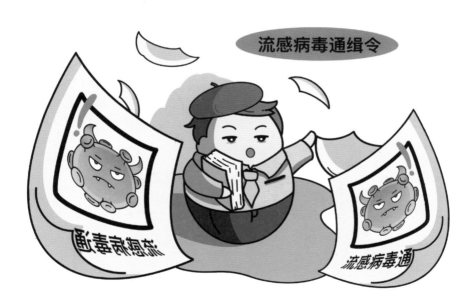

　　西班牙流感大流行或许"仅仅"杀死了 1 亿人、造成 5 亿人患病。要知道当时全球的总人口数也只有 17 亿人——也就是说全球将近 1/3 的人被这次疫情波及。

　　更重要的是造成这个数字的时间，据统计只用了 3 年。

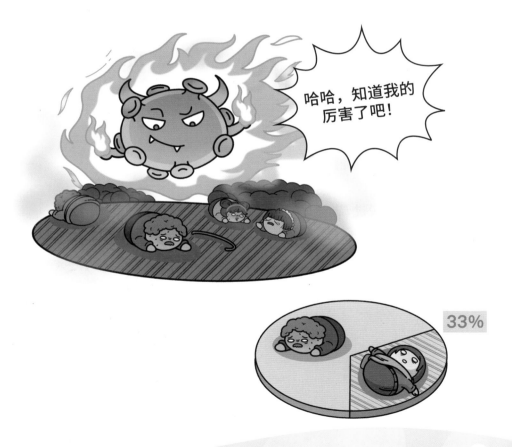

那么，流感是一种在近代才出现的全新疾病吗？并不是。

我们可以简单地将流感史分成"前流感时代"和"后流感时代"，区分的方式就是对流感病原体的认知水平。

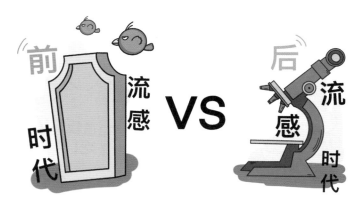

我们先来说说"前流感时代"：

事实上，早在公元前 412 年，被称为"医学之父"的希波克拉底的著作中就已经描述了流感的相关症状。

历史上最早关于大流行病的记载始于 1580 年菲利普二世征战欧洲时期。

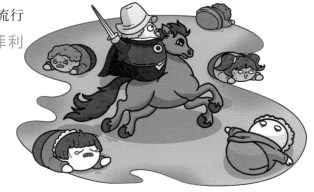

而后分别在 1729—1733 年、1781—1782 年、1830—1833 年都出现过类似于流感大流行的相关记载，但是由于受科学水平限制，当时的人们并不知道流感的病原体是什么，因此我们仅能从当时记录的症状推断是流感疫情。

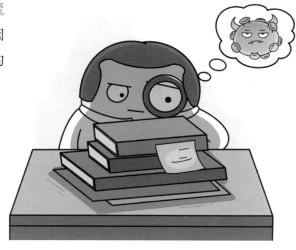

接下来说说"后流感时代":

随着科学技术的进步，通过现代手段才确定流感是由流感病毒引起的。

除了刚才我们提到的规模最大的西班牙流感之外，亚洲流感、香港流感、2009 年流感大流行（我们熟知的猪流感）等都属于"后流感时代"的产物。

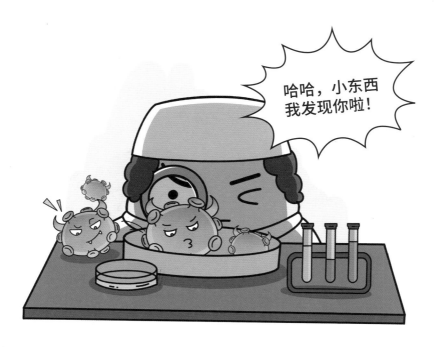

那么，什么时候发现的流感病毒呢？事实上，第一次发现的流感病毒并不是来源于人体，而是来源于猪。

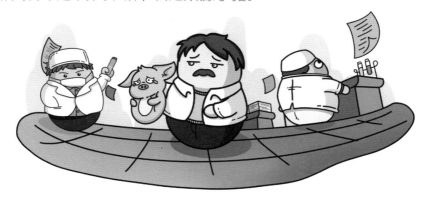

在美国纽约，有一个名字非常拗口的研究机构叫作"洛克菲勒研究所"。在这个研究机构内有一位名叫理查德·肖普的科学家，在他的论文中率先提出了流感是由流感病毒引起的。

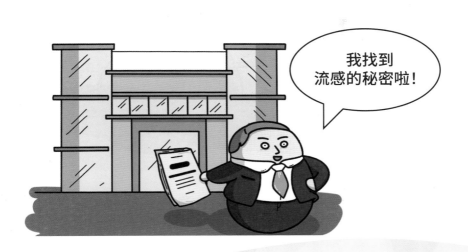

我找到流感的秘密啦！

因此，1931 年不仅发明了可以看到病毒的电子显微镜，也让很多人第一次认识到世界上有流感病毒这样一个东西。

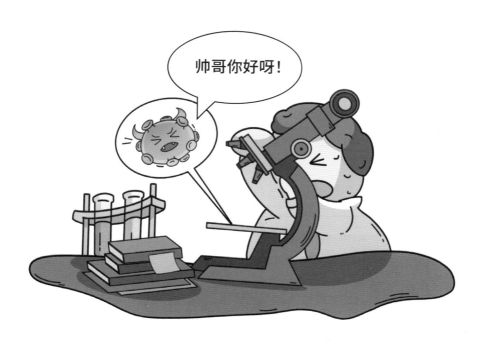

之后不久的 1933 年，远在大洋彼岸的**英国科学家克里斯托弗·安德鲁斯**从人体分离出了流感病毒。

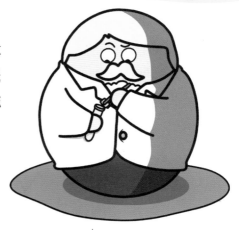

并在之后的 1948 年建立了**世界流感中心**，从而为全球的流感监测网络建立打下了坚实的基础。

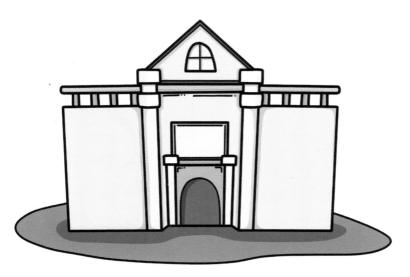

在对流感病毒有了相对充分的认知之后，第一支通过鸡胚培养的流感疫苗在 1935 年面世，并于 1940 年在美国获批使用。

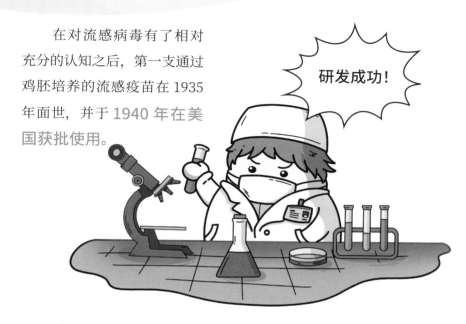

从此以后，流感疫苗逐渐从仅能预防一种型别流感病毒的单价疫苗，逐渐发展到了现在覆盖更广泛的四价流感疫苗，甚至未来还可能会研发出"通用"的流感疫苗。

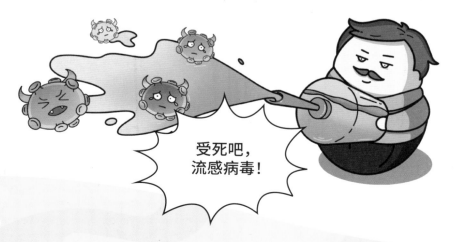

疫苗的工艺也从起初的全病毒减毒、灭活疫苗到现在更加安全有效的裂解疫苗、亚单位疫苗等。这些流感疫苗在每年流感流行季节前都会投入生产并在高发期前启动接种。

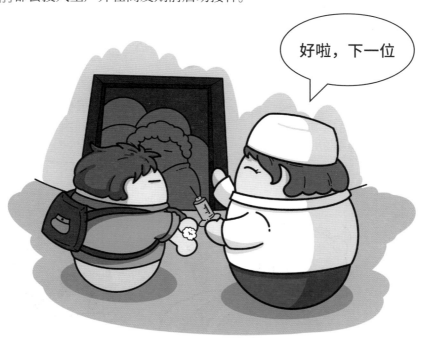

然而，刚才提到的疫苗仅仅是针对每年都会发生的"季节性流感"而已，不包括"大流行"。

由于流感病毒变异性强，因此每 10~40 年都会引起一次遍及全球的流感大流行，而这些造成大流行的变异流感病毒和每年流行的季节性流感的病毒区别很大，普通的季节性流感疫苗对这些病毒束手无策。

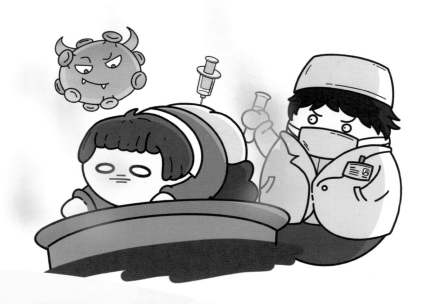

因此，除了常规制备的季节性流感疫苗外，还会根据流感病毒变异情况紧急制备大流行流感疫苗。

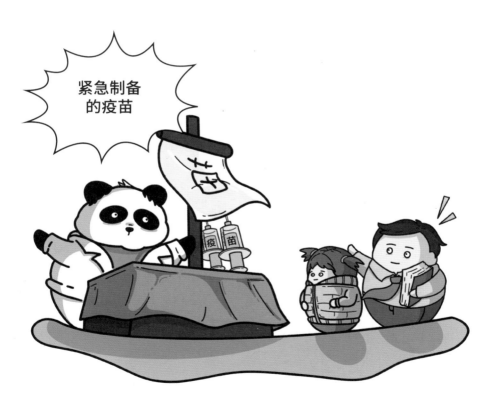

紧急制备
的疫苗

此外，虽然季节性流感不是"大流行"，但季节性流感同样恐怖。

据统计，每年季节性流感会导致全球 5%~10% 的成人和 20%~30% 的儿童发病，仅发病人数就数以亿计。

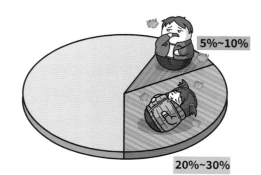

而流感导致的死亡数由于统计口径的原因不好统计，但经过推算，在全球仅因流感引起的相关呼吸道疾病死亡人数每年就有数十万人。

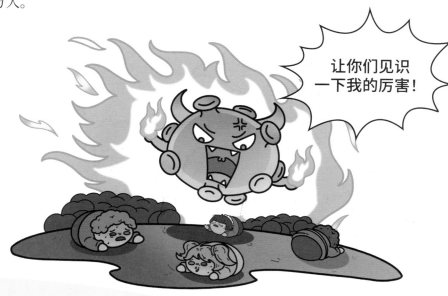

让你们见识一下我的厉害！

除了流感本身之外，新冠肺炎与流感的合并感染也值得关注。

2019 年 12 月以来，全球多个国家陆续发现了**不明原因的肺炎病例**，并且暴发流行，后确诊为是由**新型冠状病毒**引起的传染病。

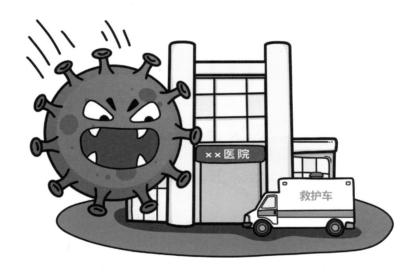

新冠病毒和流感病毒虽然不是同一种病毒，但均会引起呼吸系统的疾病。

在新冠肺炎疫情期间，研究人员发现部分罹患新冠肺炎的重症病例同时感染流感病毒，非常值得关注。

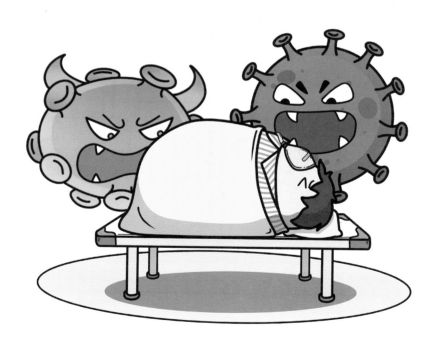

值得庆幸的是，经过国内外科学家的通力合作，新冠病毒疫苗终于从实验室走进了接种室。疫苗研发成功的这场"及时雨"也让我们对战胜这场疫情多了一份信心。

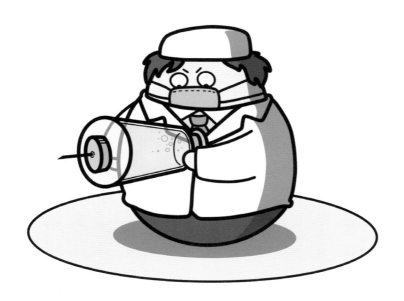

　　因此，无论对于流感病毒还是新冠病毒，甚至是合并感染的防控，保护自己的最佳方式除了做好佩戴口罩、注意通风及保持社交距离等防护措施外，最有效、最经济的手段就是接种疫苗。

漫话疫苗——流感病毒疫苗

病毒篇

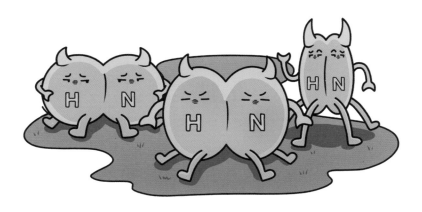

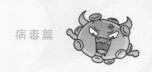

1. 流感和感冒是同一种疾病吗?

流感和感冒并不一样，这两种疾病一个叫"流行性感冒"，另一个叫"感冒"，虽然中文名字看起来差不多，但完全是两种疾病，只不过中文名"不小心"翻译得太像了而已。

要知道，流感的英文是 Influenza，而感冒的英文是 Common Cold，区别非常大。

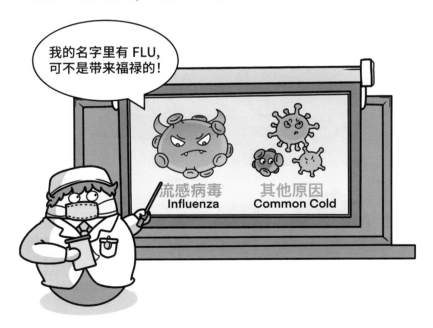

除了名字外，两种疾病的病原体也不一样：流感是由流感病毒引起的急性呼吸道传染病，起病急、症状重、传染性强，流感病毒也是流感的唯一病原体。

而感冒一般由鼻病毒、冠状病毒、腺病毒、副流感病毒等呼吸道病毒引起，症状相对轻微，但症状可能持续时间更长。

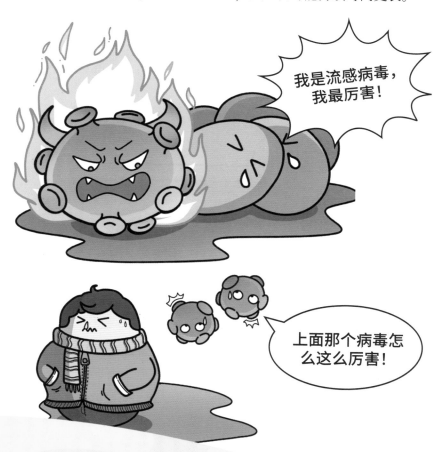

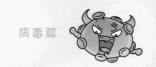

　　虽然流感病毒仅能引起流感，但是人们经常会混淆流感和感冒，很多人认为平时出现的打喷嚏、流鼻涕等轻微症状都是由于感染了流感病毒，这完全是冤枉了流感病毒。

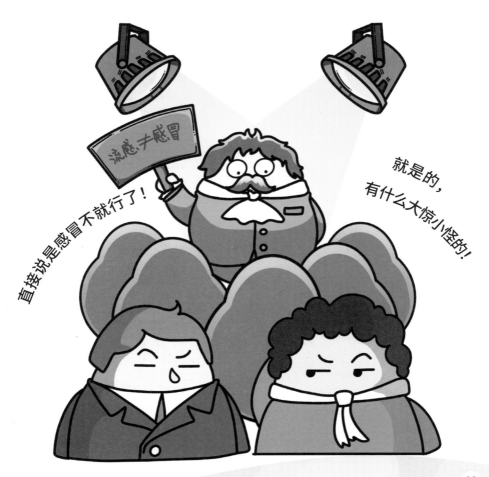

2. 流感病毒长什么样？

流感病毒长得非常有特点，球形的外壳（包膜）上遍布着大大小小的像触角一样的突起，这些突起遍布流感病毒周围，看着比较恐怖。事实上正是这些突起，才使得流感病毒如此危险且难以预防。

虽然别的病毒看上去也存在类似的结构，但是由于突起部位的特点不同，所以造成的后果也完全不一样。

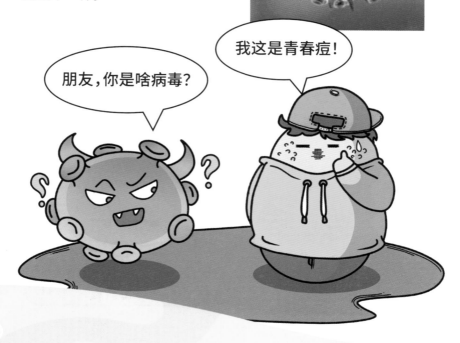

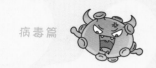

3. 病毒上那些突起的结构是干什么用的？

流感病毒表面的突起主要包含两种抗原蛋白，这两种抗原蛋白就像人的特征一样，有的腿长有的腿短，有的胖有的瘦，由此可以区分出不同类型的流感病毒。

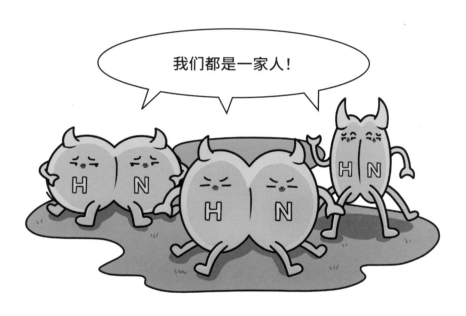

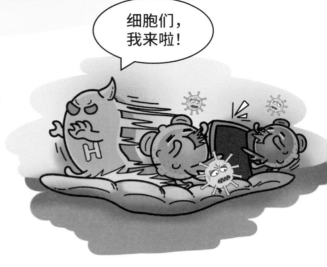

两种抗原蛋白其中一种叫作血凝素，相当于启动疾病的钥匙。

另外一种叫作神经氨酸酶，能破坏细胞受体，使病毒在宿主体内自由传播。甲型流感因为两种抗原蛋白结构的不同形态，进一步分成很多亚型组合。

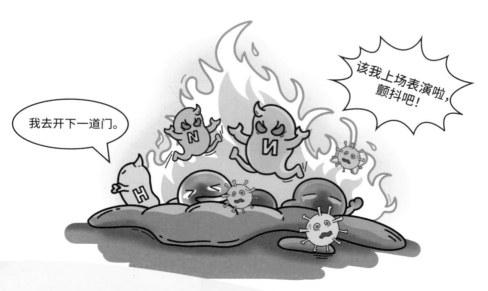

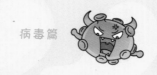

知识点：

由于血凝素和神经氨酸酶存在很多亚型，也就是存在多种不同组合，因此我们经常听到的 H1N1、H3N2 就是两种抗原蛋白的不同亚型组合。

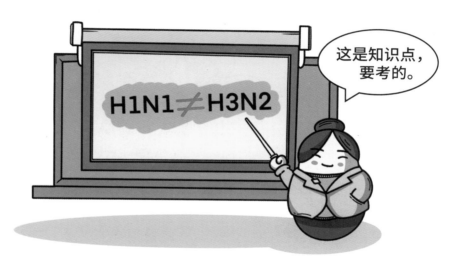

4. 流感病毒是怎么变异的?

流感病毒主要存在两种变异方式,分别被称为"抗原漂移"和"抗原转变",前者变异幅度较小,一般引起局地流行,后者变异幅度较大,可能引起全球性的大流行。

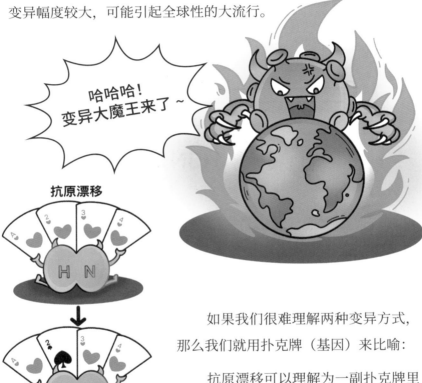

哈哈哈!
变异大魔王来了~

抗原漂移

点突变
季节性流感

如果我们很难理解两种变异方式,那么我们就用扑克牌(基因)来比喻:

抗原漂移可以理解为一副扑克牌里边有一张牌被换掉了,但是其他几张牌无论顺序还是花色和数字都没有变,因此变异幅度很小。

抗原转变

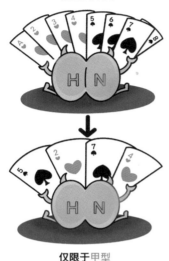

仅限于甲型
可能造成大流行

抗原转变我们可以认为是两副扑克牌在一起重新洗牌，然后重新组合再去掉一部分牌后成为一副内容组合完全不同的扑克牌，因此变异幅度较大。

冷知识：

流感病毒并不是只有我们熟知的"甲流（A 型流感）"和"乙流（B 型流感）"，而且也并不是只会感染人类。

流感病毒表面的血凝素和神经氨酸酶虽然非常重要，但实际上决定流感病毒型别的并不是这两种结构，而是包膜下的核衣壳与核蛋白，基于这两种结构，流感病毒被分为 A、B、C、D 四个型别，在中国一般用甲、乙、丙、丁来描述。

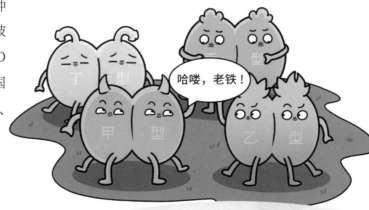

哈喽，老铁！

这四种型别差异非常明显：

A 型病毒的宿主很多，其中人类可以感染 A 型流感病毒的多种亚型，而且 A 型流感病毒经常发生变异，会引起季节性流行和大流行，包括禽类、哺乳动物和人都能感染和携带 A 型流感病毒，尤其是禽类，几乎所有的 A、B、C 型流感病毒都可以在禽类身上发现。

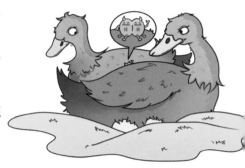

B 型病毒的主要宿主是人类，较少会引起大流行，抗原变化低，变异幅度较 A 型小。

C 型病毒通常出现散发病例或局部暴发，引起轻微的上呼吸道感染，症状轻微。因此很少有人关注，而且一般到了 10 岁后大多数人都产生了针对此型流感病毒的抗体。

D 型病毒目前还没有发现会感染人类，只会感染少数哺乳动物，无须担心。

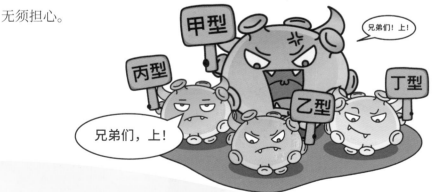

漫话疫苗——流感病毒疫苗

疾病篇

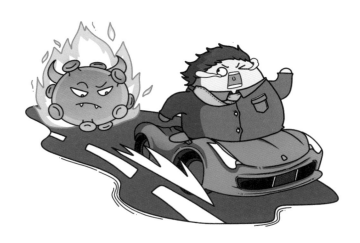

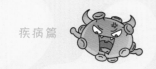

1. 流感病毒是怎样传播的？

流感病毒一般通过呼吸道飞沫传播，也就是在打喷嚏甚至说话的过程中，病毒随着鼻腔或口腔飞沫飞出，然后进入其他人的呼吸道后感染黏膜。

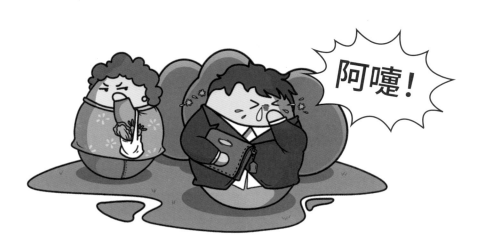

阿嚏！

值得注意的是，在打喷嚏的时候，飞沫的飞行速度最快可以达到约 160 公里 / 小时，传播速度之快、散播范围之广远超多数疾病，因此，建议流感患者戴好口罩，避免通过此种方式传染他人。

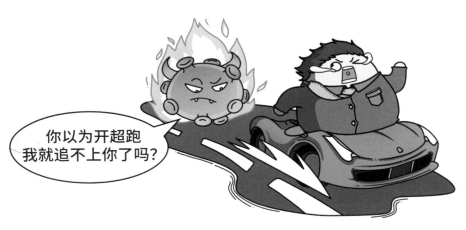

你以为开超跑我就追不上你了吗？

2. 流感病毒的传染性强吗？

很多人认为流感病毒的传染性非常强，但事实上如果从基本传染数（R0）来看，流感病毒（0.9~2.1）的传染性甚至不如普通感冒病毒（2~3），但是考虑到流感所造成的危害远大于普通感冒，因此，无论在任何时候都应该关注流感病毒的传播。

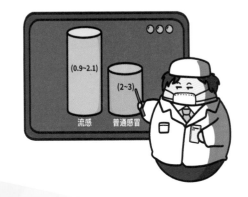

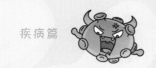

　　值得注意的是，流感的潜伏期一般 1~4 天，平均 2 天，从潜伏期末到发病的急性期都有传染性，因此，流感患者和无症状感染者都会传播流感病毒。

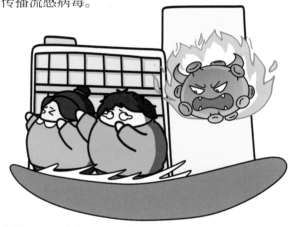

3. 流感的主要症状是什么？

　　流感和感冒一样都是由病毒引起的，病程中会出现鼻塞、咳嗽和咽痛症状。但和感冒相比，流感起病急而且更加严重，可能会让人出现高热、头痛、肌肉痛、畏寒、乏力、食欲减退等全身不适症状，而感冒基本不会出现此类症状。

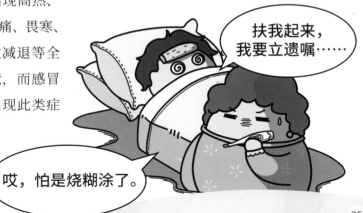

扶我起来，我要立遗嘱……

哎，怕是烧糊涂了。

流感多是自限性疾病。虽然得了流感以后会在一周左右自愈。但即使不出现严重并发症，自愈的过程也是非常难受的。

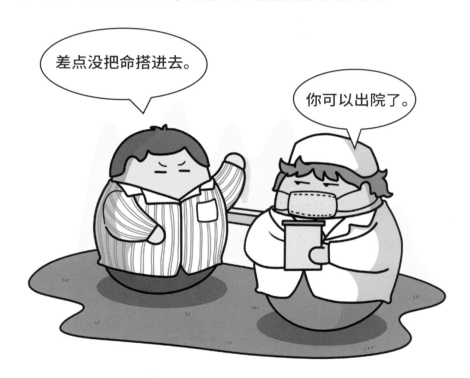

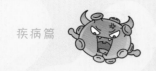

4. 得了流感之后会出现严重后果吗?

流感和感冒比起来出现严重后果的可能性大得多,主要原因是流感会引发非常严重甚至可怕的并发症,包括:

神经系统损伤,如脑炎、脑膜炎、急性坏死性脑病、格林—巴利综合征(GBS);

肺炎,如原发性肺炎、继发性细菌性肺炎(主要是肺炎链球菌、流感嗜血杆菌、金黄色葡萄球菌)、混合性肺炎等;

心脏损伤,如心肌炎、心包炎,心肌梗死、缺血性心脏病,住院和死亡风险增加;

另外,还可能出现脓毒性休克、高热、多脏器功能障碍、横纹肌溶解、肌痛、肌无力、急性肾损伤等。

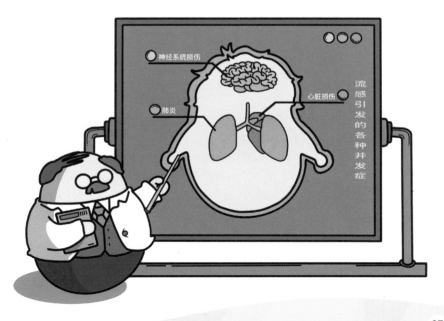

5.哪些人群应该重点防范流感?

需要防范流感的重点人群包括老年人、婴幼儿、特定的慢性基础性疾病患者、孕妇、卫生保健人员、学生等。

> 这个人竟然没反应!

其中老年人、婴幼儿、特定的慢性基础性疾病患者由于免疫系统较弱或者有基础性疾病,一旦罹患流感会大幅增加住院率和死亡风险。

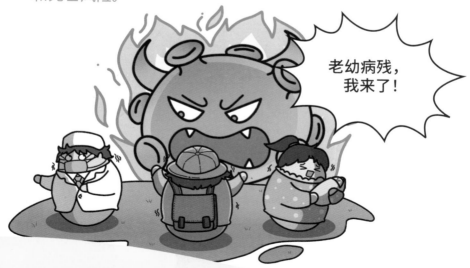

> 老幼病残,我来了!

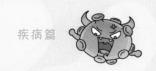

6. 哪些药物可以治疗流感?

目前治疗流感最主流的抗病毒药物叫作"神经氨酸酶抑制剂",可以说是针对流感病毒的"特效药",最常见的就是我们经常听到的奥司他韦。很多人认为使用抗病毒药物可以替代疫苗接种,因为有特效药,即便得病也可以治好。

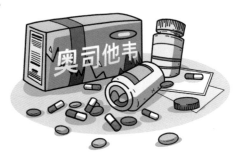

实际上并不是这样,虽然针对流感病毒有特效药,但是我们都知道一句话叫作"是药三分毒",服用任何药物都可能出现药物引起的不良反应,导致其他的损害。

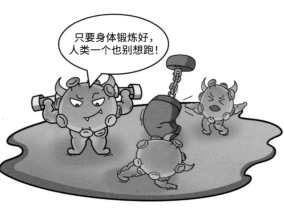

只要身体锻炼好,人类一个也别想跑!

另外,我们都知道抗生素耐药的问题,就是由滥用抗生素引起的,而抗病毒药物同样如此,现在已经发现有流感病毒对相关药物耐药,甚至有些型别的流感病毒对于部分药物耐药率已高达 100%。

除此之外,流感发病急、症状重,而且还有住院甚至死亡风险,因此相比较得病再吃药而言,提前使用流感疫苗预防才是最适宜的方法。

知识点：

疾病预防控制中心明确建议：药物预防不能代替疫苗接种，只能作为没有接种疫苗或接种疫苗后尚未获得免疫能力的重症流感高危人群的紧急临时预防措施。

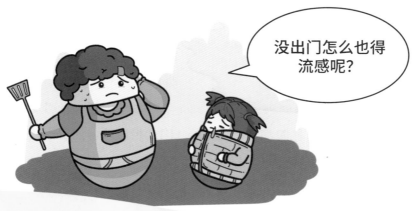

这是我们的建议，请理性判断！

冷知识：宝宝不出门也可能被传染流感？

很多家长都很奇怪：为什么孩子在大门不出二门不迈的情况下，还是得了流感，难道是流感病毒长腿跑到家里来了？

没出门怎么也得流感呢？

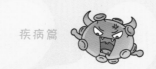

事实上，一旦感染流感病毒，**在潜伏期到疾病急性发病期都具有传染性**，因此即便是没有明显症状但是感染了流感病毒回到家中，都有可能将病毒传播给家庭成员，这个比例高达 38%。

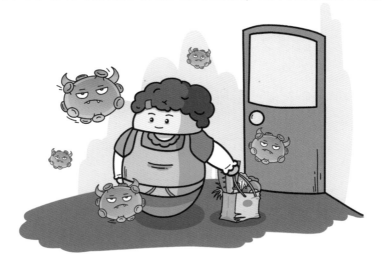

因此，并不是说长期待在家里的成员就没有罹患流感的风险，如果不做好防护工作，患流感的风险可以说是非常高的。

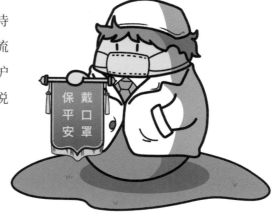

戴口罩 保平安

疫苗篇

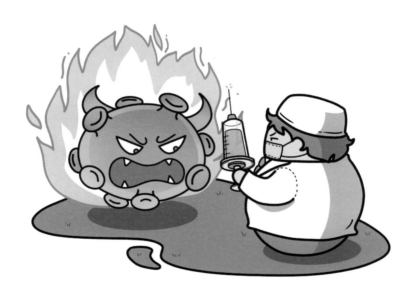

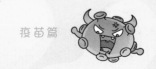

1. 流感疫苗是什么时候发明和使用的？

在 20 世纪 30 年代中期，**世界上首支实验型流感全病毒灭活疫苗诞生了**，在 1940 年正式制备出有效的流感疫苗，这种疫苗在 1945 年获批用于部队官兵，在次年获批用于平民。

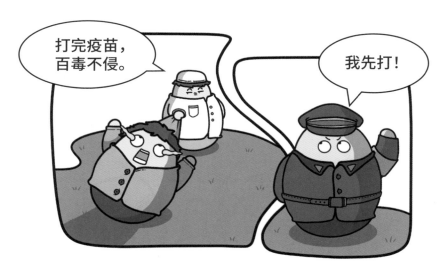

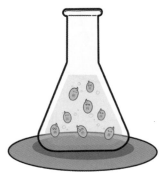

20 世纪 60 年代研发出了流感病毒裂解疫苗，并于 1968 年在美国获批。20 世纪 70 年代成功研制出首支**亚单位流感疫苗**，于 1980 年在英国获批使用，这种疫苗仅含有血凝素和神经氨酸酶两种表面抗原，通过多步纯化制备而成。

而后的 2001 年批准了首支基于细胞培养的流感疫苗，2003 年流感减毒活疫苗在美国获批使用，2013 年批准了首个重组流感疫苗。

　　我国在 20 世纪 90 年代开始使用流感病毒裂解疫苗，于 2006 年研制出首支不含防腐剂的季节性流感疫苗，于 2008 年、2009 年分别研制出用于预防 H5N1 和甲型 H1N1 型流感病毒的单价流感疫苗，2010 年批准首个国产流感亚单位疫苗。

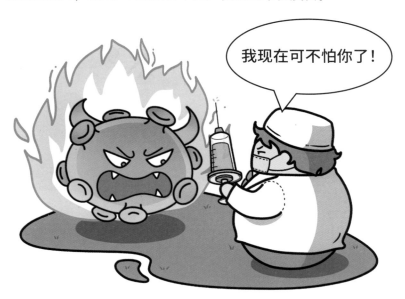

　　在 2018 年我国开始供应四价流感病毒裂解疫苗，2020 年批准首个三价鼻喷减毒活疫苗。

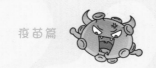

2. 哪些人推荐接种流感疫苗？

流感疫苗的最小接种年龄是6月龄，而且考虑到流感的严重性，对于≥6月龄的全人群都推荐接种流感疫苗，从而通过这种最有效的手段预防流感。

针对6月龄以下儿童，虽然没有流感疫苗可以接种，但是可以针对包括家长、亲属、保姆等密切接触人群接种流感疫苗，间接阻断流感病毒的传播，建立家庭保护屏障，防止6月龄以下的宝宝感染病毒和罹患流感。

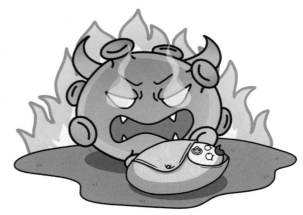

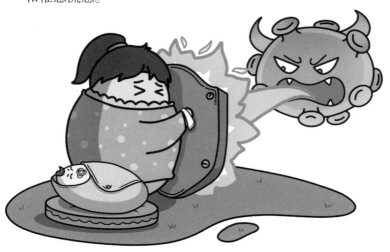

3. 流感疫苗能预防哪些疾病?

虽然流感病毒是流感的唯一病原体,而且只会引起流感,但是我们不能简单地认为接种流感疫苗仅仅是为了预防流感,其实还有包括之前说过的那些流感相关并发症。

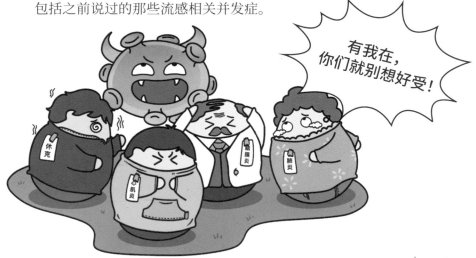

要知道,流感发病后,相当于打开了各种疾病的大门,很多流感病毒之外的定植在鼻腔或者咽部的病原体(如肺炎链球菌),就会趁着人体免疫系统虚弱时,开始大肆向人体发兵进攻,从而造成继发性感染和更加严重的疾病。

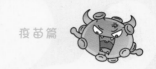

4. 接种流感疫苗能带来哪些好处？

接种流感疫苗后，对于不同人群均可获益，比如：

老年人和婴幼儿：降低发病、住院和死亡风险，对于老人而言还可以降低相关并发症的发病风险。

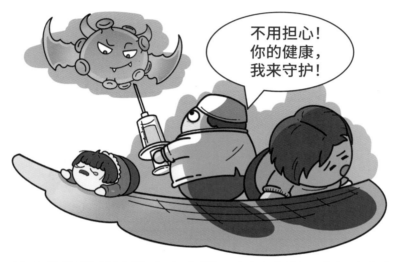

特定的慢性基础性疾病人群：减少如慢性阻塞性肺疾病（COPD）的发作次数，减少流感相关的住院和门诊就诊，减少全病因和呼吸系统疾病死亡。

医务人员：研究显示，医护人员接种流感疫苗，可以减少 42% 的临床诊断流感，减少 29% 的全病因死亡。

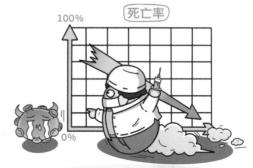

孕妇：妊娠期接种流感疫苗，既可保护孕妇，也可通过胎传抗体保护其新生儿免于罹患流感。

学生：开展基于学校的流感疫苗接种可有效减少学龄儿童流感的发生，减少因流感导致的学生缺课、家长缺勤。

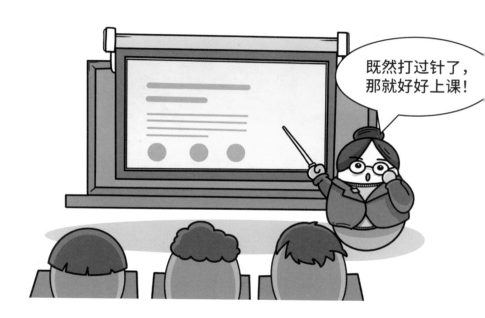

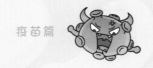

5. 流感疫苗有多少种，有什么区别？

目前我国供应的流感疫苗分成两类，一种是灭活疫苗，一种是减毒活疫苗。

灭活疫苗根据覆盖病毒范围分为三价流感疫苗和四价流感疫苗。

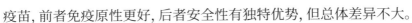

按工艺分为流感病毒裂解疫苗和流感病毒亚单位疫苗，前者免疫原性更好，后者安全性有独特优势，但总体差异不大。

按规格区分，一般分为"儿童剂型（0.25ml）"和"成人剂型（0.5ml）"，前者可以用于6月龄~3岁儿童接种，后者用于3岁以上儿童和成人接种。

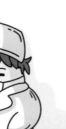

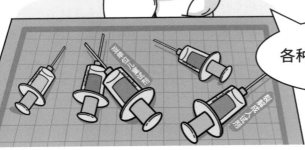

各种花色任你选择！

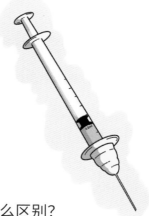

减毒活疫苗目前只有鼻喷三价流感病毒减毒活疫苗，仅有一种每支0.2ml剂型，适用于3~17岁儿童，由于是活疫苗，因此免疫功能缺陷或孕妇等人群不能使用。

6. 减毒疫苗和灭活疫苗的原理有什么区别?

目前在国内已经获批上市使用的流感疫苗分为减毒疫苗和灭活疫苗两种，这两种疫苗的区别非常大，我们用一个表格就可以看出来：

	灭活	减毒
覆盖流感病毒种类	3种/4种	3种
接种方式	肌内注射（打针）	鼻喷
接种剂量	0.25ml或0.5ml	0.2ml
价格	大多在150元以内	约300元
禁忌证	对成分过敏等	除了过敏，孕妇、免疫缺陷等
特点	经济实惠	能够产生更好的黏膜免疫

7. 不同流感疫苗的适用人群有什么区别?

流感病毒裂解疫苗目前儿童和成人两种剂型都有，流感病毒亚单位疫苗目前仅有成人剂型；鼻喷三价流感病毒减毒活疫苗仅有一种剂型，适用于 3~17 岁儿童。

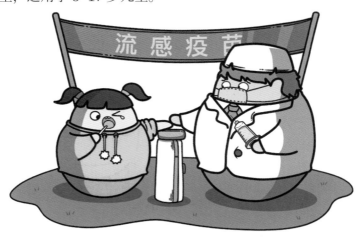

8. 流感疫苗接种时还要注意哪些事项?

根据我国《中国流感疫苗预防接种技术指南（2020—2021）》建议：6 月龄 ~8 岁儿童首次接种应接种 2 剂次，间隔 ≥ 4 周；如果在 6 月龄 ~8 岁儿童既往接种过 ≤ 1 剂流感疫苗的情况下，接种 2 剂流感疫苗，应间隔 ≥ 4 周；9 岁及以上儿童或成人每年接种一剂。

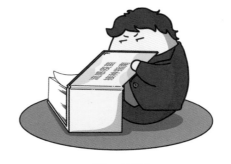

6~35 月龄接种儿童剂型，3 岁及以上儿童和成人接种成人剂型。

由于国内外流感疫苗的注册临床试验程序不同，因此，国内流感疫苗说明书的程序与指南建议略有差别，一般建议 6 月龄 ~3 岁儿童每年接种 2 剂，3 岁及以上儿童和成人每年接种 1 剂，不考虑既往接种情况。

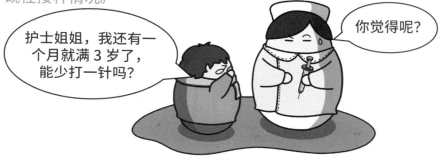

如果面对孩子接种流感疫苗的不同程序比较纠结，其实完全不用担心，因为无论接种 1 剂或 2 剂疫苗都能够起到保护作用，只要按照疫苗说明书推荐程序接种即可。

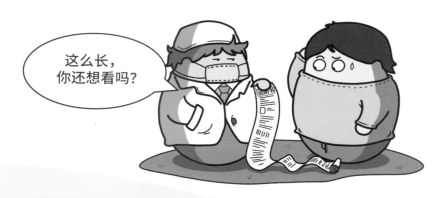

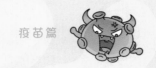

9. 三价流感疫苗和四价流感疫苗有什么区别?

三价流感疫苗和四价流感疫苗的区别就在于"价"不同,"价"指的是流感疫苗覆盖的毒株型别数量,三价就是覆盖三种,四价就是覆盖四种,比三价多了一种 B 型流感病毒毒株。

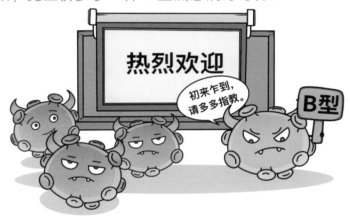

不过这里要注意一下,三价和四价的区别并不是 75% 和 100% 的差别,因为三价流感疫苗覆盖了主流的三种流感病毒型别的毒株,因此,一般情况下接种三价流感疫苗就能起到足够的保护作用,而四价流感疫苗还覆盖一个"非主流"的 B 型毒株,可以在偶尔出现这种毒株流行时提供很好的保护。

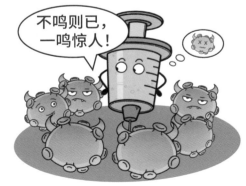

各个品牌之间的三价或四价流感疫苗没有明显区别,无须挑选。

10. 推荐接种哪种流感疫苗？

虽然各大专业机构都保持了口径统一，认为各类流感疫苗无优先推荐。但考虑到预防的病毒范围和目前研究的安全性、免疫原性、保护效果数据，一般来说，肯定优先建议接种覆盖更广泛的四价流感疫苗，其次是三价。

对于三价流感疫苗，无论是灭活疫苗还是减毒活疫苗无优先推荐。

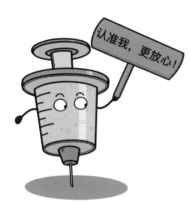

认准我，更放心！

尽管有了推荐顺序，但考虑到国内流感疫苗的供应情况，不推荐为了等四价流感疫苗而一直不接种，如果当地有了新的三价流感疫苗，那么也应该考虑接种。

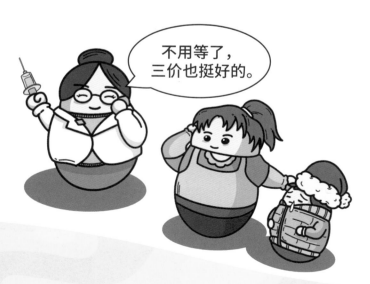

不用等了，三价也挺好的。

11. 流感疫苗接种一定要间隔满一年吗?

并不是, 由于每年流行的流感病毒都可能出现变化, 而且流感疫苗的保护时间一般只有 6~8 个月。

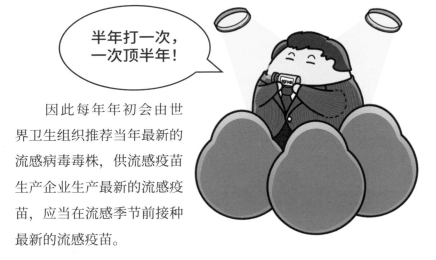

因此每年年初会由世界卫生组织推荐当年最新的流感病毒毒株, 供流感疫苗生产企业生产最新的流感疫苗, 应当在流感季节前接种最新的流感疫苗。

值得注意的是, 当年有了新的流感疫苗之后无须间隔满一整年, 可以及时接种。

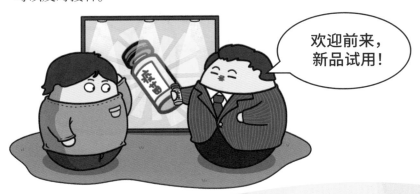

12. 流感疫苗的最佳接种时间是什么时候?

我们经常看到有人宣传流感疫苗的最佳接种时间是每年的 10 月底前,但是考虑到全国不同地区流感发病高峰时间不同,结合流感疫苗的保护时间一般仅有 6~8 个月,所以一定要考虑当地的流行病学情况进行流感疫苗接种。

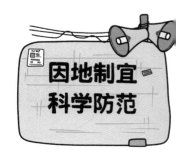

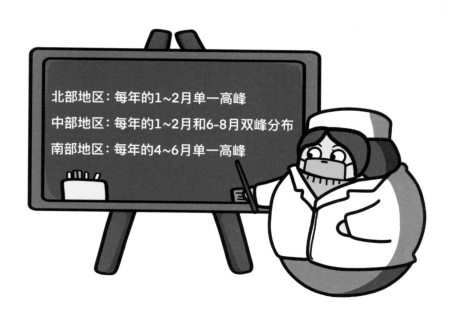

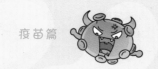

虽然从科学角度应该遵循流感的发病规律，但是，我们可以简单理解为只要每年下半年最新生产的流感疫苗开始供应，接种单位开始接种，那我们就可以带上家人一起去接种流感疫苗了。

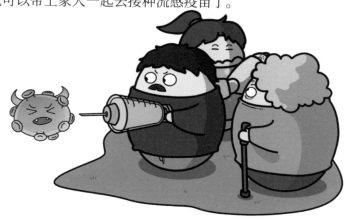

13. 流感疫苗可以和其他疫苗同时接种吗？

一般而言，绝大多数包括流感疫苗在内的灭活或减毒活疫苗可以和其他类别疫苗同时在不同部位进行联合接种，以提高接种的效率。

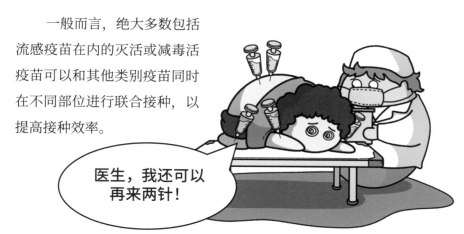

医生，我还可以再来两针！

目前并没有发现流感疫苗和其他疫苗同时接种会增加安全性风险或明显降低保护效果。

因此，在流感季节时，在接种单位允许的情况下可以考虑和其他适龄还没有及时接种的疫苗进行联合接种，提高疫苗接种及时性和效率，降低往返医院次数，减少院内交叉感染风险。

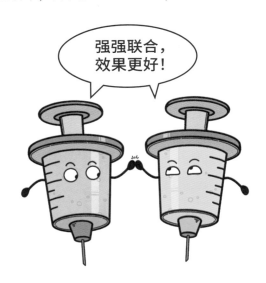

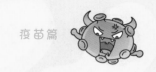

14. 为什么我所在的地区一直都没有流感疫苗？

流感疫苗并非像常规疫苗一样一年四季都可以接种到，只有在每年流感季节前后可以接种。如果所在地区长期没有疫苗供应，那么可能是有以下几种原因：

①疫苗生产企业并没有足够的流感疫苗给当地进行供应，也就是疫苗存在短缺的情况，属于客观原因。

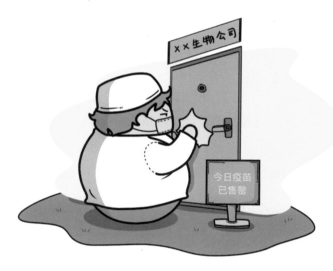

②当地疾控及相关单位没有采购流感疫苗，或者当地招标、遴选后流感疫苗没有中标无法供应，因此接种单位也**没有渠道获取疫苗**给当地居民接种，这属于主观原因。

③没能及时在流感供应时间去疫苗接种单位进行接种。

15. 能否给 6~35 月龄儿童接种一半剂量（半支）的成人剂型流感疫苗？

尽管同类成人和儿童剂型的流感疫苗成分完全一样，并且在一些国家和地区已经批准了使用一半剂量（0.25ml）甚至标准剂量（0.5ml）的成人剂型流感疫苗给 6~35 月龄儿童进行注射。

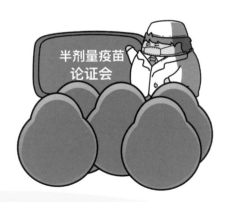

但是，由于我国没有进行过相关操作方案，缺少研究数据和理论支持，而且不良反应处置机制和流程并未出台，所以尚未批准这种操作方式。

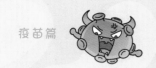

　　但是出于疫苗管理的便捷性、扩大疫苗覆盖的可能性，以及避免浪费的原则，未来不排除会开放这种方案，但至少现在还不行。

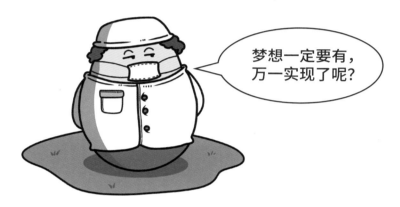

梦想一定要有，万一实现了呢?

冷知识：全球第一个甲型流感疫苗并不是 2009 年生产的

　　当然，这并不是全世界第一支针对变异病毒的甲型流感疫苗，其实，早在 1976 年美国新泽西州就有人从病人身上分离出一种新的猪流感病毒，这个病毒同样是一种变异的甲型流感病毒。

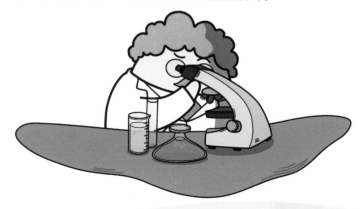

于是，未雨绸缪的科学家基于当时的技术水平，迅速"赶制"出了一批那个时代的甲型流感疫苗。

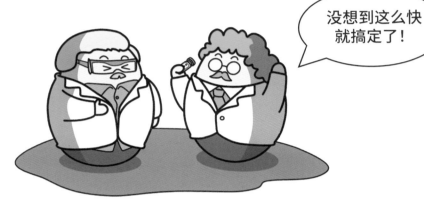

然而，由于疫苗并没有经过充分验证，最后交出的答卷并不好看：据统计，在当时由于变异的甲型流感病毒导致的死亡仅有 1 人，而当年因"失败"的甲流疫苗却导致了 24 人死亡。

因此，对于流感大流行，不仅需要生产疫苗，更需要生产可靠的疫苗。

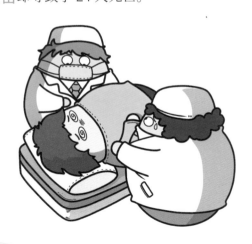

漫话疫苗——流感病毒疫苗

常见问题

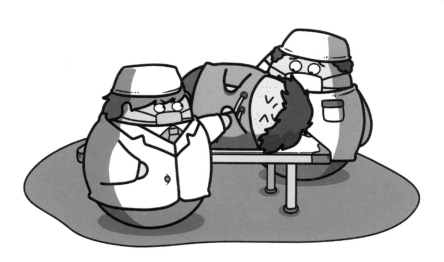

1. 哪些情况是流感疫苗的接种禁忌？

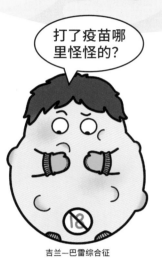

打了疫苗哪里怪怪的？

对疫苗中所含任何成分过敏者（包括辅料、甲醛、裂解剂及抗生素）禁止接种。患伴或不伴发热症状的轻中度急性疾病者，建议症状消退后再接种。上次接种流感疫苗后 6 周内出现吉兰—巴雷综合征，不是禁忌证，但应特别注意。

吉兰—巴雷综合征

考虑到对孕妇和胎儿的保护，孕期任何阶段都推荐接种流感灭活疫苗，可以考虑和接种单位做好充分沟通，知情自愿接种。

如果接种单位拒绝给孕妇接种，那么可以考虑像保护 6 月龄以下儿童一样，给孕妇密切接触人员接种流感疫苗，间接保护孕妇和胎儿。

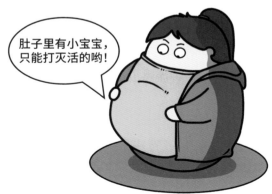

肚子里有小宝宝，只能打灭活的哟！

接种前 48 小时服用过抗病毒药物者；2~4 岁患有哮喘的儿童；因使用药物、HIV 感染等原因造成免疫功能低下者；需要与严重免疫功能低下者进行密切接触的人群；孕妇和使用阿司匹林或含有水杨酸成分药物治疗的儿童及青少年都**不宜接种减毒活疫苗**。

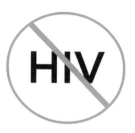

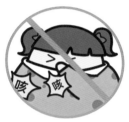

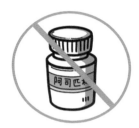

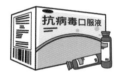

对鸡蛋过敏人员可以接种任何流感疫苗，严重过敏人员可以在有应急处置条件的接种单位接种流感疫苗。

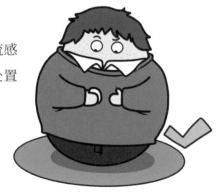

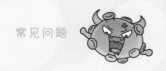

2. 接种流感疫苗有哪些情况需要注意？

接种前一定要确认受种者不在急性发病期，且不存在未控制的脑病。

除此之外还要注意疫苗的质量问题，疫苗应该保存在 2~8 摄氏度的环境中，如果出现浑浊或者无法摇散的絮状沉淀，以及疫苗注射器或西林瓶有裂纹，要注意疫苗的质量问题，这种情况下是不能接种的。

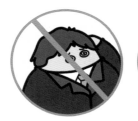
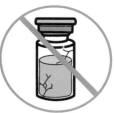
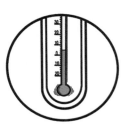

3. 接种流感疫苗后的不良反应有哪些？

	全身不良反应	局部不良反应
常见	发热	疼痛、红
偶见	头痛、恶心呕吐、肌肉痛、疲劳乏力、咳嗽	硬结、肿、瘙痒
罕见	腹泻、心悸	
极其罕见	也有极其罕见的情况出现严重不良反应，这时应该尽快就医处置	

4. 不良反应一般如何处理?

一般来说，不良反应都是轻微且
一过性的，如果出现严重的过敏反应
或者神经性反应，以及自己不能判断是
否严重的情况，一定不要擅自处置，尽
快去医院就诊。

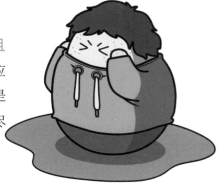

如果发生异常反应或无法排除异常反应，在就诊后要通知接种
单位进行疑似预防接种异常反应（AEFI）报告，然后配合接种单位
和当地专家组提供接种和诊疗信息，以便调查严重反应是否由疫苗引
起。

赶快进行报告!

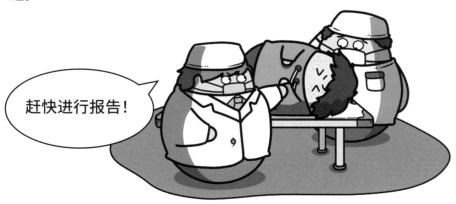

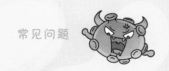

5. 免疫性疾病或者严重疾病可以接种流感疫苗吗?

一般来说，只要不是在急性发病期且身体情况稳定，且没有进行放化疗或使用免疫抑制剂治疗，都可以正常接种流感疫苗。

但考虑到疾病本身的不确定性和偶合症风险，可能接种单位会拒绝接种流感疫苗。因此，具体是否接种应该由预防保健科医生根据患者身体情况、现存证据，以及风险获益进行评估后提出建议。

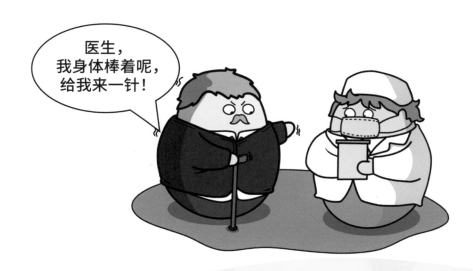

漫话疫苗——流感病毒疫苗

注意事项

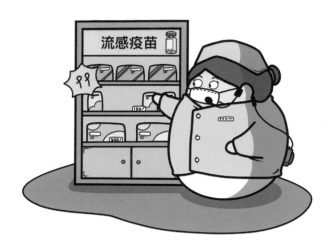

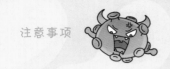

1. 流感疫苗多少钱一针?

一般来说,三价流感疫苗价格较低,大多在 100 元以内,四价流感疫苗在 150 元以内,减毒活疫苗价格在 300 元以内。除了流感疫苗本身的价格之外,接种时可能需要另外收取接种服务费,国内大多在 20 元左右。

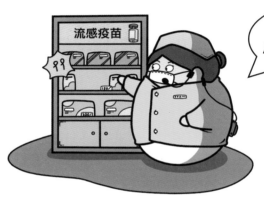

货比三家,
总有一款适合您!

一卡在手,
说打就打!

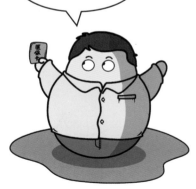

部分地区可以使用医保余额支付流感疫苗接种费用,要知道医保卡里的钱花在疫苗上可是要比花在保健品上值多了。

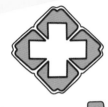

2. 流感疫苗去哪里接种?

流感疫苗和其他大多数疫苗一样，一般前往有接种资质的社区卫生服务中心、卫生院、医院的预防保健科进行接种。

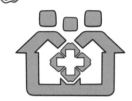

不同地区、不同性质的医院收费可能略有不同，我国疫苗实施"零差价"政策，因此疫苗本身价格不会变，只是接种服务费有区别。

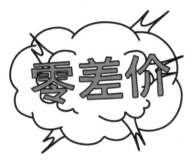

3. 哪些地方有关于流感疫苗的特殊政策?

考虑到重点人群的防控，我国北京、浙江、山东、广东等地的部分地区开展了老年人或学生的免费接种。

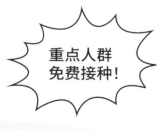

重点人群
免费接种!

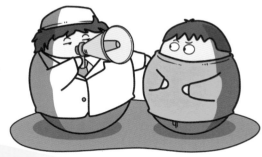

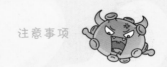

通过为上述人群免费接种流感疫苗以提高流感疫苗的覆盖率，从而降低他们因患流感导致的严重后果，避免社区传播以及因流感病毒导致的发病、住院甚至死亡。

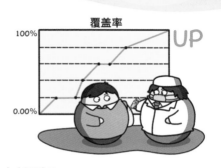

4. 流感疫苗一般在什么时间能去接种？

流感疫苗一般在每年的 8 月开始会在社区卫生服务中心、卫生院、具有接种资质医院的预防保健科启动接种，由于全国各地流感发病高峰时间有所不同，所以，我国南方和北方启动接种的时间会有一些差异，南方相对会偏晚一些。

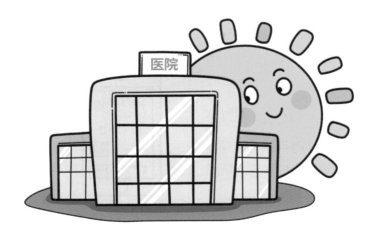

当流感疫苗在你所在的地区开始接种后，一般来说，须注意以下几种情况：

①区分儿童常规接种门诊和流感疫苗接种门诊时间，比如平时工作日上午进行儿童常规接种门诊，下午或者周末安排流感疫苗接种门诊进行接种。

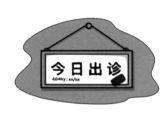

②区分儿童常规接种门诊和成人疫苗接种门诊，在儿童常规接种门诊可以给儿童接种流感疫苗，成人在成人门诊接种流感疫苗。

③没有严格区分方式，根据自身情况进行动态安排，需要提前了解接种单位的门诊日安排。

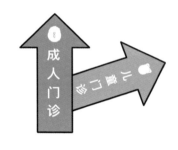

在流感疫苗接种开始之前，可以通过当地疾控、接种单位的官方公众号或者其他渠道提前了解门诊日安排，从而避免白跑一趟的情况发生。

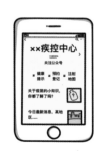

5. 如果在海外应该如何接种流感疫苗?

　　海外一般也可以到具有疫苗接种资质的医院、门诊或者药店进行流感疫苗接种,除了标准剂量的三价和四价流感灭活疫苗外,部分国家和地区还会有针对老年人的高剂量流感疫苗、佐剂流感疫苗,或者技术水平更高的重组流感疫苗等,可以根据不同需要进行选择和接种,但对任何疫苗都无优先推荐,根据年龄和健康状况以及经济水平选择即可。

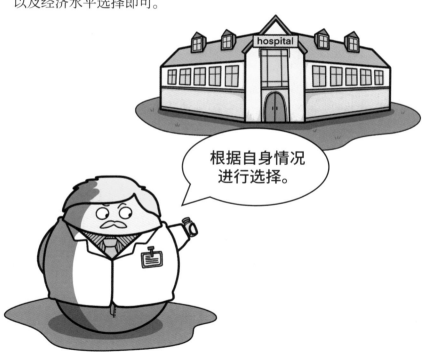

6.除了接种疫苗外还有什么方法预防流感?

采取日常防护措施也可以有效减少流感的感染和传播,包括:保持良好的呼吸道卫生习惯,咳嗽或打喷嚏时,用纸巾、毛巾等遮住口鼻。

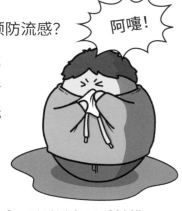

阿嚏!

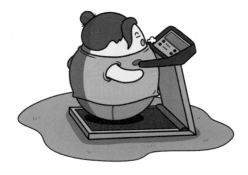

勤洗手,尽量避免用手触摸眼睛、鼻或口;均衡饮食,适量运动,充足休息等。避免近距离接触流感样症状患者,流感流行季节,尽量避免去人群聚集场所。

出现流感样症状后,患者应居家隔离观察,不带病上班、上课,接触家庭成员时戴口罩,减少疾病传播;流感样症状患者去医院就诊时,患者及陪护人员要戴口罩,避免交叉感染。

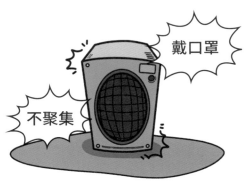

戴口罩

不聚集

漫话疫苗——流感病毒疫苗

新冠疫苗篇

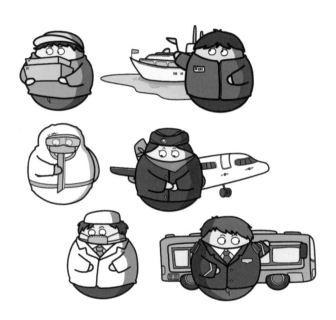

为了做好新冠肺炎疫情防控工作，现就人们关心的新冠病毒疫苗问题进行解答。

1. 新冠病毒疫苗接种有哪些禁忌证？

新冠病毒疫苗接种禁忌证包括：（1）对疫苗的活性成分、任何一种非活性成分、生产工艺中使用的物质过敏者，或以前接种同类疫苗时出现过敏者；（2）既往发生过疫苗严重过敏反应者（如急性过敏反应、血管神经性水肿、呼吸困难等）；（3）患有未控制的癫痫和其他严重神经系统疾病者（如横贯性脊髓炎、格林巴利综合征、脱髓鞘疾病等）；（4）正在发热者，或患急性疾病，或慢性疾病的急性发作期，或未控制的严重慢性病患者；（5）妊娠期妇女。

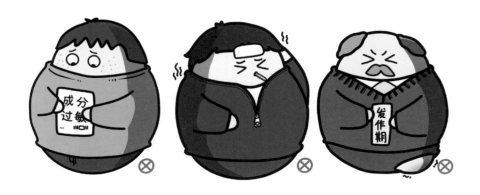

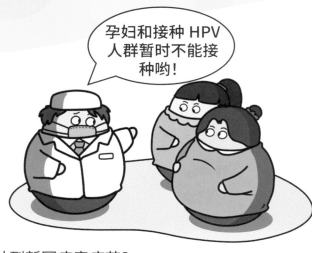

孕妇和接种 HPV 人群暂时不能接种哟！

2. 去哪里可以接种到新冠病毒疫苗？

新冠病毒疫苗的接种都是在当地卫生健康主管部门指定或确定的接种单位进行。通常情况下，接种单位设在辖区的卫生服务中心、乡镇卫生院或者综合医院。如果接种涉及一些重点对象比较集中的部门或企业，当地也会根据情况设立一些临时接种单位；或在交通便利、人口相对集中区域设立临时接种点。

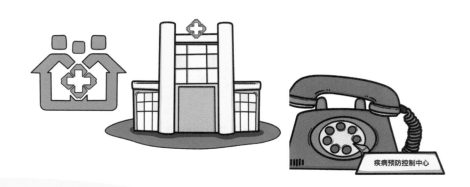

疾病预防控制中心

了解预约方式，
记好预约时间。

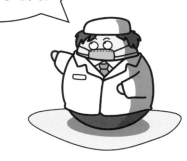

3. 接种疫苗有哪些注意事项？

接种前，受种者要去了解当地接种点的预约方式、接种时间、自己要做的接种准备。

受种者要带着身份证件去接种，有接种证的要带着接种证。受种者要如实地向接种医生报告自己最近的健康状况，由接种医生来判断是否能接种。

按照通用要求，疫苗接种后，要在接种点留观 30 分钟。

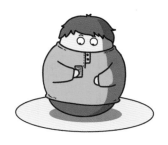

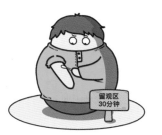

接种后，如果出现高热或者局部反应，如发热超过 38.5 摄氏度、红肿大小超过 2.5 厘米，都要尽快去医院，向接种医生报告。

4. 疫苗接种后多久会产生作用?

灭活疫苗一般需要接种 2 剂,第二次接种后过 7 天,近 100% 的正常人可以产生抗体。

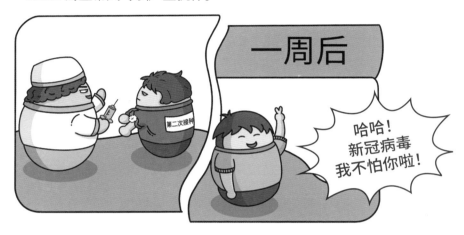

疫苗接种后,抗体可在半年内持续处于较高水平。但疫苗的保护作用不仅看抗体水平,更重要的是靠免疫记忆;接种疫苗后人体具备了"免疫记忆"功能,一旦真有新冠病毒感染,免疫系统会马上做出反应,立即产生大量抗体,这种免疫记忆一般可以持续数年,但具体到新冠病毒疫苗,还要继续观察才能下结论。

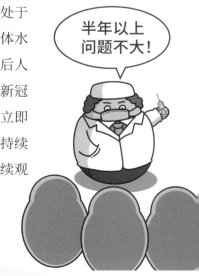

5. 新冠病毒疫苗是否要像流感疫苗一样每年打一次？

流感疫苗需要随时调整，是因为病毒变异，每年流行的亚型不同。新冠疫苗按目前情况估计，**半年或一年就要重新再接种的可能性不大。**

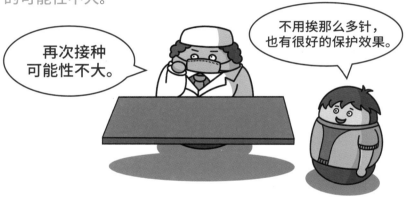

再次接种
可能性不大。

不用挨那么多针，
也有很好的保护效果。